YOGA

艾扬格瑜伽学院教材系列

瑜伽梵语轻松学

艾扬格瑜伽常用体式名称

王春明 许丽珍 编

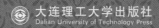

大连理工大学出版社
Dalian University of Technology Press

图书在版编目（CIP）数据

艾扬格瑜伽常用体式名称：梵汉对照 / 王春明，许
丽珍编 . -- 大连：大连理工大学出版社，2023.9
（瑜伽梵语轻松学）
ISBN 978-7-5685-4120-6

Ⅰ . ①艾… Ⅱ . ①王… ②许… Ⅲ . ①瑜伽—梵语
Ⅳ . ① R161.1

中国国家版本馆 CIP 数据核字 (2023) 第 004372 号

艾扬格瑜伽常用体式名称
AIYANGGE YUJIA CHANGYONG TISHI MINGCHENG

大连理工大学出版社出版
地址：大连市软件园路 80 号　邮政编码：116023
发行：0411-84708842　邮购：0411-84708943　传真：0411-84701466
E-mail：dutp@dutp.cn　　　URL：https://www.dutp.cn
大连图腾彩色印刷有限公司印刷　　　大连理工大学出版社发行

幅面尺寸：140mm×210mm　　印张：5.5　　字数：163 千字
2023 年 9 月第 1 版　　　　　2023 年 9 月第 1 次印刷

项目统筹：刘新彦　　　　　　　　责任编辑：张　泓
责任校对：李舒宁　　　　　　　　封面设计：冀贵收

ISBN 978-7-5685-4120-6　　　　　定　价：49.00 元

本书如有印装质量问题，请与我社发行部联系更换。

前　言

梵语一词的解构

梵语（Sanskrit）是一门经典而古老的语言。梵语的原名"Saṁskṛtam"由前缀 saṁ 和词根 kṛ 构成，saṁ 代表"saṁyak"，意为非常好的；kṛ 意为做。因此，"Saṁskṛtam"一词指"精细化""神圣的""纯洁的""做得非常好的"。

梵语属于印欧语系印度-伊朗语族印度语支，主要用于记载《吠陀经》。最早的使用梵语记载的典籍是记录大自然赞美诗的《梨俱吠陀》（*Ṛgveda*）。

梵语的分类

广义的梵语包括吠陀梵语、史诗梵语和古典梵语。吠陀梵语主要见于吠陀（Vedas）、神话（Purāṇas）和奥义书（Upaniṣads），其词汇、音系、语法、句法都非常丰富，保留至今。吠陀梵语的词汇和语法都比古典梵语难些。

古典梵语是吠陀后期发展起来的，由一位名叫波尼尼（Pāṇini）的古印度语文学家确立的。他将吠陀梵语的语法进行了归纳整理、分析、标准化，写成共八章的经典语法文本——Aṣṭādhyāyi（Aṣṭa=八，adhyāyi=章）。它是学习经典梵语语法和词汇的标准指南。

目前我们使用的现代梵语属于古典梵语。古典梵语共有46个字母，其中13个元音，33个辅音。

学习瑜伽为什么要学习梵语？

虽然梵语是小众语言，但它承载的知识却很丰富，瑜伽知识就是其中之一。举个例子，yoga意为瑜伽，它就是一个梵语词，其中一个意思指联合、连接。学习瑜伽，就是学习身心联合的智慧。而这智慧，就藏在梵语里。

本书目的及特色

本书是在《瑜伽梵语轻松学：认识字母》的基础上编写的。有了一定的梵语字母及发音认知和实践之后，读者们可以开始体式名称的学习。书中给出了瑜伽初学阶段的经典体式名称。让梵语体式名称学习契合日常的体式习练，将词汇含义、体式形态同时记忆。配套音频选用了二位笔者的两个版本，帮助大家在学习发音的过程中建立信心。

学习刚刚起步

体式名称的学习主要是为了能在瑜伽课堂上更好地跟上进度。做到这一步之后，我们能够逐渐对梵语产生一些熟悉感，甚至亲切感，能更好地推动后续的瑜伽学习。

希望这本小书成为大家学习的助力。

王春明　许丽珍
2023年4月

目　录

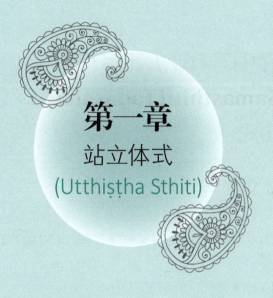

第一章
站立体式
(Utthiṣṭha Sthiti)

第一部分

体式 1

समस्थिति / ताडासन
Samasthiti(Tāḍāsana)
山式

梵文释义

- स्+अ+म्+अ+स्+थ्+इ+त्+इ = समस्थिति

त्+आ+ड्+अ = ताड　　山

आ+स्+अ+न्+अ = आसन　　体式[1]

- ताड+आसन = ताडासन

小语法

ताड्+अ(a)+आ(ā)+सन = ताडासन

1　आसन（体式）一词，几乎在每个体式名称中都会出现，因此下面的词语中不再重复讲解。——编者注

体式 2

ऊर्ध्व हस्तासन
Ūrdhva Hastāsana

手臂上举式

梵文释义

ऊ+र्+ध्+व = ऊर्ध्व   抬起，提升，向上

ह्+अ+स्+त्+अ = हस्त   手

ऊर्ध्व+हस्त+आसन = ऊर्ध्व हस्तासन

....

....

....

....

....

....

....

....

....

....

....

....

....

....

....

....

5

第一章　站立体式

体式 3

ऊर्ध्व बद्धाङ्गुल्यासन
Ūrdhva Baddhāṅgulyāsana
上举手指交扣式

梵文释义

ऊ+र्+ध्+व = ऊर्ध्व　抬起，提升，向上

ब्+द्+ध्+अ = बद्ध　联合，限制，被约束

अ+ङ्+ग्+उ+ल्+इ = अङ्गुलि　手指

ऊर्ध्व+बद्ध+अङ्गुलि+आसन = ऊर्ध्व बद्धाङ्गुल्यासन

小语法

अङ्गुल्+इ(i)+आ(ā)+सन = अङ्गुल्यासन,
इ(i)+आ(ā) = या(yā)

体式 4

नमस्कारासन
Namaskārāsana
祈祷式

梵文释义

न्+अ+म्+अ+स्+क्+आ+र्+अ = नमस्कार　祈祷

नमस्कार+आसन = नमस्कारासन

体式 5

ऊर्ध्व नमस्कारासन
Ūrdhva Namaskārāsana
上举祈祷式

梵文释义

ऊ+र्+ध्+व = ऊर्ध्व　抬起，提升，向上

न्+अ+म्+अ+स्+क्+आ+र्+अ = नमस्कार　祈祷

ऊर्ध्व+नमस्कार+आसन = ऊर्ध्व नमस्कारासन

体式 6

गोमुखासन
Gomukhāsana
牛面式

梵文释义

ग्+ओ = गो　牛

म्+उ+ख्+अ = मुख　脸，面

गो+मुख+आसन = गोमुखासन

体式 7

पश्चिम नमस्कारासन
Paścima Namaskārāsana

反转祈祷式

梵文释义

प्+अ+श्+च्+इ+म्+अ = पश्चिम　反转，背后

न्+अ+म्+अ+स्+क्+आ+र्+अ = नमस्कार　祈祷

पश्चिम+नमस्कार+आसन = पश्चिम नमस्कारासन

....

....

....

....

....

....

....

....

....

....

....

....

....

....

....

....

体式8

वृक्षासन
Vṛkṣāsana
树式

梵文释义
- -

व्+ऋ+क्ष्+अ = वृक्ष   树

वृक्ष+आसन = वृक्षासन

体式 9

उत्कटासन
Utkaṭāsana
幻椅式

梵文释义

उ+त्+क्+अ+ट्+अ = उत्कट　强大，猛烈，不均衡

उत्कट+आसन = उत्कटासन

第一章　站立体式

第二部分

体式 10

उत्थित हस्त पादासन
Utthita Hasta Pādāsana
四肢伸展式

梵文释义

उ+त्+थ्+इ+त्+अ = उत्थित　上升，升高，伸展

ह्+अ+स्+त्+अ = हस्त　手

प्+आ+द्+अ = पाद　腿

उत्थित+हस्त+पाद+आसन = उत्थित हस्त पादासन

....

....

....

....

....

....

....

....

....

....

....

....

....

....

....

....

第一章　站立体式

体式 11

पार्श्व हस्त पादासन
Pārśva Hasta Pādāsana
四肢侧伸展式

梵文释义

प्+आ+र्+श्+व्+अ = पार्श्व　侧面，（物体的）

　　一边

ह्+अ+स्+त्+अ = हस्त　手

प्+आ+द्+अ = पाद　腿

पार्श्व+हस्त+पाद+आसन = पार्श्व हस्त पादासन

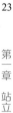

体式 12

उत्थित त्रिकोणासन
Utthita Trikoṇāsana

三角伸展式

梵文释义

उ+त्+थ्+इ+त्+अ = उत्थित　上升，升高，伸展

त्+र्+इ+क्+ओ+ण्+अ = त्रिकोण　三角（其中त्रि
是三，कोण则是角，角度）

उत्थित+त्रिकोण+आसन = उत्थित त्रिकोणासन

वीरभद्रासन २
Vīrabhadrāsana Ⅱ

战士二式

梵文释义

व्+ई+र्+अ+भ्+अ+द्+र्+अ = वीरभद्र　印度神话
中的一名强大战士，（其中वीर意为英雄，
战士；भद्र意为高尚）

वीरभद्र+आसन = वीरभद्रासन

第一章　站立体式

第三部分

体式 14

उत्थित पार्श्वकोणासन
Utthita Pārśvakoṇāsana
侧角伸展式

梵文释义

. . . .

उ+त्+थ्+इ+त्+अ = उत्थित　站立

प्+आ+र्+श्+व्+अ = पार्श्व　侧面，（物体的）

　　一边

क्+ओ+ण्+अ = कोण　角，角度

उत्थित+पार्श्व+कोण+आसन = उत्थित
पार्श्वकोणासन

第一章　站立体式

体式 15

वीरभद्रासन १
Vīrabhadrāsana **I**

战士一式

梵文释义

··

व्+ई+र्+अ+भ्+अ+द्+र्+अ = वीरभद्र 印度神话
中的一名强大战士

वीरभद्र+आसन = वीरभद्रासन

体式 16

विमानासन
Vimānāsana
站立飞机式

梵文释义

....

व्+इ+म्+आ+न्+अ = विमान 气球吊篮，高耸的
官殿或庙宇

| विमान+आसन = विमानासन

第四部分

体式 17

वृक्षासन
Vṛkṣāsana
树式

梵文释义

व्+ऋ+क्ष्+अ = वृक्ष　树

वृक्ष+आसन = वृक्षासन

体式 18

अर्ध चन्द्रासन
Ardha Candrāsana
半月式

梵文释义

अ+र्+ध्+अ = अर्ध　一半

च्+अ+न्+द्+र्+अ = चन्द्र　月亮

अर्ध+चन्द्र+आसन = अर्ध चन्द्रासन

第一章　站立体式

体式 19

वीरभद्रासन ३
Vīrabhadrāsana Ⅲ
战士三式

梵文释义

व्+ई+र्+अ+भ्+अ+द्+र्+अ= वीरभद्र　印度神话
中的一名强大战士

वीरभद्र+आसन = वीरभद्रासन

第一章　站立体式

第五部分

体式 20

परिवृत्त त्रिकोणासन
Parivṛtta Trikoṇāsana
扭转三角式

梵文释义

प्+अ+र्+इ+व्+ऋ+व्+ऋ+त्+त्+अ = परिवृत्त

　　扭转的

त्+र्+इ+क्+ओ+ण्+अ = त्रिकोण　三角

परिवृत्त+त्रिकोण+आसन = परिवृत्त त्रिकोणासन

体式 21

परिवृत्त पार्श्वकोणासन
Parivṛtta Pārśvakoṇāsana
侧角扭转式

梵文释义
....

प्+अ+र्+इ+व्+ऋ+त्+त्+अ = परिवृत्त

  扭转的

प्+आ+र्+श्+व्+अ = पार्श्व   侧面，（物体的）

  一边

क्+ओ+ण्+अ = कोण   角，角度

| परिवृत्त+पार्श्व+कोण+आसन = परिवृत्त
| पार्श्वकोणासन

体式 22

परिघासन
Parighāsana
门闩式

梵文释义

प्+अ+र्+इ+घ्+अ=परिघ　用于锁（关）门的金
属门闩，用于搏击的金属棍棒

परिघ+आसन = परिघासन

45

第六部分

体式 23

पार्श्वोत्तानासन

Pārśvottānāsana

加强 [1] 侧伸展式

梵文释义

प्+आ+र्+श्+व्+अ = पार्श्व   侧面，（物体的）
一边

उ+त्+त्+आ+न्+अ = उत्तान   伸展的，拉伸的

| पार्श्व+उत्तान+आसन = पार्श्वोत्तानासन

1　पार्श्वोत्तानासन一词本身没有"加强"的含义，但在一般情况下，习惯将侧伸展式称为加强侧伸展式。

体式 24

प्रसारित पादोत्तानासन
Prasārita Pādottānāsana
双角式

梵文释义

प्+र्+अ+स्+आ+र्+इ+त्+अ = प्रसारित 展开，
   铺开

प्+आ+द्+अ = पाद 腿

उ+त्+त्+आ+न्+अ = उत्तान 伸展的，拉伸的

प्रसारित+पाद+उत्तान+आसन = प्रसारित
पादोत्तानासन

....

....

....

....

....

....

....

....

....

....

....

....

....

....

....

....

体式 25

उत्तानासन
Uttānāsana
加强前屈伸展式

梵文释义

....

उ+त्+त्+आ+न्+अ = उत्तान　伸展的，拉伸的

उत्तान+आसन = उत्तानासन

第一章　站立体式

体式 26

पादाङ्गुष्ठासन
Pādāṅguṣṭhāsana

手抓脚趾伸展式

梵文释义

प्+आ+द्+अ = पाद　　腿

अ+ङ्+ग्+उ+ष्+ठ्+अ = अङ्गुष्ठ　　大脚趾，大拇指

पाद+अङ्गुष्ठ+आसन = पादाङ्गुष्ठासन

53

第一章　站立体式

体式 27

अधो मुख श्वानासन
Adho Mukha Śvānāsana
下犬式

梵文释义

अ+ध्+अ+: = अध:　下，向下的

म्+उ+ख्+अ = मुख　脸，面

श्+व्+आ+न्+अ = श्वान　狗

| अध:+मुख+श्वान+आसन = अधो मुख श्वानासन

小语法

当अध:与以辅音为开头的单词相邻时，अध:变为अधो

扫码获取
✔ 标准发音
✔ 跟读练习
✔ 学习方法

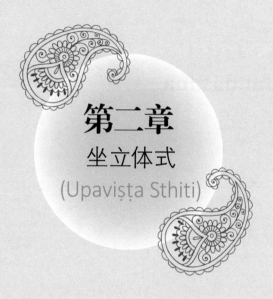

第二章

坐立体式

(Upaviṣṭa Sthiti)

第七部分

体 式 28

दण्डासन
Daṇḍāsana
手杖式

梵文释义

....

द्+अ+ण्+ड्+अ = दण्ड　棍子

｜ दण्ड+आसन = दण्डासन

体式 29

ऊर्ध्व हस्त दण्डासन
Ūrdhva Hasta Daṇḍāsana
上举手臂手杖式

梵文释义

ऊ+र्+ध्+व = ऊर्ध्व　抬起，提升，向上

ह्+अ+स्+त्+अ = हस्त　手

द्+अ+ण्+ड्+अ = दण्ड　棍子

ऊर्ध्व+हस्त+दण्ड+आसन = ऊर्ध्व हस्त दण्डासन

....

....

....

....

....

....

....

....

....

....

....

....

....

....

....

....

....

体式 30

पादाङ्गुष्ठ दण्डासन
Pādāṅguṣṭha Daṇḍāsana
手抓大脚趾手杖式

梵文释义

प्+आ+द्+अ = पाद　腿

अ+ङ्+ग्+उ+ष्+ठ्+अ = अङ्गुष्ठ　大脚趾，大拇指

द्+अ+ण्+ड्+अ = दण्ड　棍子

पाद+अङ्गुष्ठ+दण्ड+आसन = पादाङ्गुष्ठ दण्डासन

第
二
章
坐
立
体
式

体式 31

बद्ध कोणासन
Baddha Koṇāsana

束角式

梵文释义

ब्+अ+द्+ध्+अ = बद्ध　捆绑，限制

क्+ओ+ण्+अ = कोण　角，角度

बद्ध+कोण+आसन = बद्ध कोणासन

65

第二章　坐立体式

体式 32

उपविष्ट कोणासन
Upaviṣṭa Koṇāsana
坐角式

梵文释义

....

उ+प्+अ+व्+इ+ष्+ट्+अ = उपविष्ट　坐下，落座

क्+ओ+ण्+अ = कोण　角，角度

उपविष्ट+कोण+आसन = उपविष्ट कोणासन

第二章　坐立体式

体 式 33

पादाङ्गुष्ठ उपविष्ट कोणासन
Pādāṅguṣṭha Upaviṣṭa Koṇāsana
手抓大脚趾坐角式

梵文释义

प्+आ+द्+अ = पाद　腿

अ+ङ्+ग्+उ+ष्+ठ+अ = अङ्गुष्ठ　大脚趾，大拇指

उ+प्+अ+व्+इ+ष्+ट्+अ = उपविष्ट　坐下，落座

क्+ओ+ण्+अ = कोण　角，角度

पाद+अङ्गुष्ठ+उपविष्ट+कोण+आसन =
पादाङ्गुष्ठ उपविष्ट कोणासन

体式 34

स्वस्तिकासन
Svastikāsana

万字符式（简易坐）

梵文释义

स्+व्+अ+स्+त्+इ+क्+अ = स्वस्तिक　万字符，在印度广泛使用的吉祥符号

स्वस्तिक+आसन = स्वस्तिकासन

体式 35

पर्वतासन in स्वस्तिकासन
Parvatāsana in Svastikāsana
万字符山式

梵文释义

प्+अ+र्+व्+अ+त्+अ = पर्वत　山

पर्वत+आसन = पर्वतासन　山式

स्+व्+अ+स्+त्+इ+क्+अ = स्वस्तिक　万字符，在
　　印度广泛使用的吉祥符号

स्वस्तिक+आसन = स्वस्तिकासन

体式 36

वीरासन
Vīrāsana
英雄式

梵文释义

व्+ई+र्+अ = वीर　英雄

वीर+आसन = वीरासन

....

....

....

....

....

....

....

....

....

....

....

....

....

....

....

体式 37

पर्वतासन in वीरासन
Parvatāsana in Vīrāsana
英雄坐山式

梵文释义

पृ+अ+र्+व्+अ+त्+अ = पर्वत　山

पर्वत+आसन = पर्वतासन

व्+ई+र्+अ = वीर　英雄

वीर+आसन = वीरासन

第二章　坐立体式

体式 38

गोमुखासन
Gomukhāsana
牛面式

梵文释义

....

ग्+ओ = गो 牛

म्+उ+ख्+अ = मुख 脸，面

गो+मुख+आसन = गोमुखासन

年　月　日　星期　天气

扫码获取
✔ 标准发音
✔ 跟读练习
✔ 学习方法

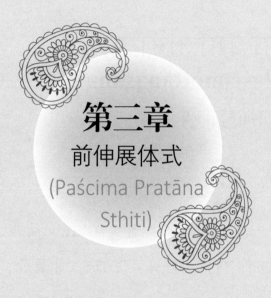

第三章

前伸展体式
(Paścima Pratāna Sthiti)

第八部分

体式 39

पश्चिमोत्तानासन
Paścimottānāsana
加强背部伸展式

梵文释义

....

प्+अ+श्+च्+इ+म्+अ = पश्चिम　反转，背后

उ+त्+त्+आ+न्+अ = उत्तान　伸展的，拉伸的

❙ पश्चिम+उत्तान+आसन = पश्चिमोत्तानासन

小语法

....

अ(a)+उ(u) = ओ(o)，因此 पश्चिम+उत्तान =
　पश्चिमोत्तान）

第三章　前伸展体式

体式 40

जानु शीर्षासन
Jānu Śīrṣāsana

单腿头碰膝式

梵文释义

ज्+आ+न्+उ = जानु　膝盖

श्+ई +र्+ष्+अ = शीर्ष　头部

| जानु+शीर्ष+आसन = जानु शीर्षासन

体式 41

त्र्यङ्ग मुखैकपाद पश्चिमोत्तानासन
Tryaṅga Mukhaikapāda Paścimottānāsana

半英雄面碰膝加强背部伸展式

梵文释义

त्+र्+इ = त्रि 　三

अ्+ङ्+ग्+अ = अङ्ग 　肢体

म्+उ+ख्+अ = मुख 　脸，面

ए+क्+अ = एक 　一

मुख+एक = मुखैक 　面和单个

प्+आ+द्+अ = पाद 　腿

मुखैक+पाद = मुखैकपाद 　面和单腿

प्+अ+श्+च्+इ+म्+अ = पश्चिम 　反转，背后

उ+त्+त्+आ+न्+अ = उत्तान 　伸展的，拉伸的

त्रि+अङ्ग+मुखैक+पाद+पश्चिम+उत्तान+आसन =
त्र्यङ्ग मुखैकपाद पश्चिमोत्तानासन

小语法

अ(a)+ए(e) = ऐ(ai), 因此मुख+एक = मुखैक

年 月 日 星期 天气

练一练

体式 42

मरीच्यासन १
Marīcyāsana I
圣哲玛里奇一式

梵文释义

म्+अ+र्+ई+च्+इ = मरीचि 玛里奇（吠陀圣人的名字）

मरीचि+आसन = मरीच्यासन

小语法

इ(i)+आ(ā) = या(yā)，因此चि+आ= च्या

第三章　前伸展体式

体式 43

उपविष्ट कोणासन
Upaviṣṭa Koṇāsana
坐角式

梵文释义

······························

उ+प्+अ+व्+इ+ष्+ट्+अ = उपविष्ट　坐下，落座

क्+ओ+ण्+अ = कोण　角，角度

उपविष्ट+कोण+आसन = उपविष्ट कोणासन

第三章　前伸展体式

扫码获取
✔ 标准发音
✔ 跟读练习
✔ 学习方法

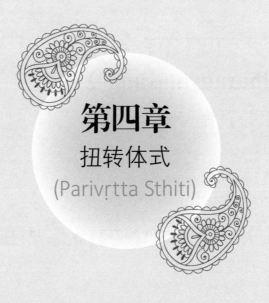

第四章
扭转体式
(Parivṛtta Sthiti)

第九部分

体式 44

भरद्वाजासन १
Bharadvājāsana I
巴拉瓦伽一式

梵文释义

भ्+अ+र्+अ+द्+व्+आ+ज्+अ = भरद्वाज　一位印
度圣贤的名字

भरद्वाज+आसन = भरद्वाजासन

体式 45

भरद्वाजासन २
Bharadvājāsana II
巴拉瓦伽二式

梵文释义

....

同体式44

体式 46

भरद्वाजासन on a chair
Bharadvājāsana on a chair

椅子上的巴拉瓦伽式

梵文释义

同体式44

---

1 巴拉瓦伽式原本不需要使用椅子，椅子上的巴拉瓦伽式是 B.K.S. 艾扬格使用椅子作为瑜伽辅具后才出现的变体，因此提到此体式时，通常将梵语与英语组合使用。

扫码获取

✓ 标准发音
✓ 跟读练习
✓ 学习方法

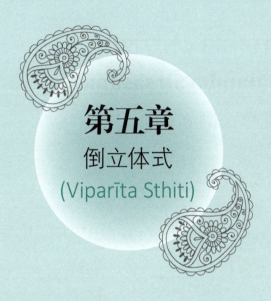

第五章
倒立体式
(Viparīta Sthiti)

第十部分

体式 47

सालम्ब शीर्षासन
Sālamba Śīrṣāsana
支撑头倒立式

梵文释义

स्+आ+ल्+अ+म्+ब्+अ = सालम्ब   有支撑的

श्+ई+र्+ष्+अ = शीर्ष   头部

सालम्ब+शीर्ष+आसन = सालम्ब शीर्षासन

体式 48

सालम्ब सर्वाङ्गासन
Sālamba Sarvāṅgāsana
有支撑的所有肢体式（支撑肩倒立式）

梵文释义

स्+आ+ल्+अ+म्+ब्+अ = सालम्ब 有支撑的

स्+अ+र्+व्+अ = सर्व 全部，所有

अ+ङ्+ग्+अ = अङ्ग 肢体

सालम्ब+सर्वाङ्ग+आसन = सालम्ब सर्वाङ्गासन

体式 49

एक पाद सर्वाङ्गासन
Eka Pāda Sarvāṅgāsana
单腿所有肢体式

梵文释义

ए+क्+अ= एक　一

प्+आ+द्+अ= पाद　　腿

स्+अ+र्+व्+अ = सर्व　　全部，所有

अ+ङ्+ग्+अ=अङ्ग　肢体

सर्व+अङ्ग = सर्वाङ्ग　所有肢体

एक+पाद+सर्वाङ्ग+आसन = एक पाद सर्वाङ्गासन

第五章　倒立体式

体式 50

पार्श्वैकपाद सर्वाङ्गासन
Pārśvaika Pāda Sarvāṅgāsana
侧单腿肩倒立式

梵文释义

प्+आ+र्+श्+व्+अ = पार्श्व　侧面，（物体的）

一边

ए+क्+अ = एक　一

प्+आ+द्+अ = पाद　腿

पार्श्व+एक+पाद = पार्श्वैकपाद　侧单腿

स्+अ+र्+व्+अ = सर्व　全部，所有

अ+ङ्+ग्+अ = अङ्ग　肢体

सर्व+अङ्ग = सर्वाङ्ग　所有肢体

पार्श्व+एक+पाद+सर्वाङ्ग+आसन = पार्श्वैकपाद

सर्वाङ्गासन

第五章　倒立体式

体式 51

अर्ध हलासन
Ardha Halāsana
半犁式

梵文释义

....

अ+र्+ध्+अ = अर्ध 一半

ह्+अ+ल्+अ = हल　犁

अर्ध+हल+आसन = अर्ध हलासन

体式 52

हलासन
Halāsana
犎式

梵文释义

हू+अ+लू+अ = हल　犎

हल+आसन = हलासन

体式 53

कर्णपीडासन
Karṇapīḍāsana[1]
膝抱耳式

梵文释义

क्+अ+र्+ण्+अ = कर्ण　耳朵

प्+ई+ड्+आ = पीडा　压力，挤压

| कर्ण+पीडा+आसन = कर्णपीडासन

1　在 *Yoga in Action—Preliminary Course* 一书中，Karṇapīḍāsana被误印为Karṇapiḍāsana，pīḍā（पीडा）意为疼痛（梵语），piḍā (पडि) 意为疼痛（马拉地语，印度西部及中部的方言，也是浦那当地的方言）。

体式 54

सुप्त कोणासन
Supta Koṇāsana
双角犁式

梗文释义

स्+उ+प्+त्+अ = सुप्त　躺下

क्+ओ+ण्+अ = कोण　角，角度

सुप्त+कोण+आसन = सुप्त कोणासन

第五章　倒立体式

体式 55

पार्श्व हलासन
Pārśva Halāsana
侧犁式

梵文释义

प्+आ+र्+श्+व्+अ = पार्श्व　侧面，（物体的）
　一边

ह्+अ+ल्+अ = हल　犁

पार्श्व+हल+आसन = पार्श्व हलासन

第五章　倒立体式

扫码获取
✔ 标准发音
✔ 跟读练习
✔ 学习方法

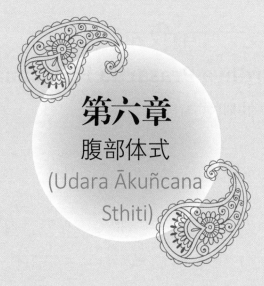

第六章

腹部体式
(Udara Ākuñcana Sthiti)

第十一部分

体式 56

ऊर्ध्व प्रसारित पादासन
Ūrdhva Prasārita Pādāsana
上伸腿式

梵文释义

ऊ+र्+ध्+व = ऊर्ध्व　抬起，提升，向上

प्+र्+अ+स्+आ+र्+इ+त्+अ = प्रसारित　展开，
铺开

प्+आ+द्+अ = पाद　腿

ऊर्ध्व+प्रसारित+पाद+आसन = ऊर्ध्व प्रसारित पादासन

体式 57

परिपूर्ण नावासन
Paripūrṇa Nāvāsana
完全船式

梵文释义

....

प्+अ+र्+इ+प्+ऊ+र्+ण्+अ = परिपूर्ण　完全，圆满

न्+आ+व्+अ = नाव　　船

परिपूर्ण+नाव+आसन = परिपूर्ण नावासन

体式 58

सुप्त पादाङ्गुष्ठासन १ & २
Supta Pādāṅguṣṭhāsana **I** & **II**
卧手抓大脚趾伸展一式和二式

梵文释义

स्+उ+प्+त्+अ = सुप्त　躺下

प्+आ+द्+अ = पाद　腿

अ+ङ्+ग्+उ+ष्+ठ+अ = अङ्गुष्ठ　　大脚趾，大拇指

सुप्त+पाद+अङ्गुष्ठ+आसन = सुप्त पादाङ्गुष्ठासन

扫码获取
✔ 标准发音
✔ 跟读练习
✔ 学习方法

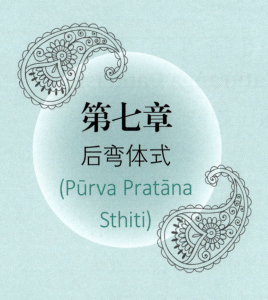

第七章
后弯体式
(Pūrva Pratāna
Sthiti)

第十二部分

体式 59

चतुरङ्ग दण्डासन
Caturaṅga Daṇḍāsana
四柱支撑式

梵文释义

च्+अ+त्+उ+र् = चतुर्　四

अ+ङ्+ग्+अ = अङ्ग　肢体

चतुर्+अङ्ग = चतुरङ्ग　四肢

द्+अ+ण्+ड्+अ = दण्ड　棍子

चतुरङ्ग+दण्ड+आसन = चतुरङ्ग दण्डासन

体式 60

ऊर्ध्व मुख श्वानासन
Ūrdhva Mukha Śvānāsana
上犬式

梵文释义

ऊ+र्+ध्+व = ऊर्ध्व   抬起，提升，向上

म्+उ+ख्+अ = मुख   脸，面

श्+व्+आ+न्+अ = श्वान   狗

ऊर्ध्व+मुख+श्वान+आसन = ऊर्ध्व मुख श्वानासन

133

体式 61

धनुरासन
Dhanurāsana

弓式

梵文释义

ध्+अ+न्+उ+र् = धनुर्   弓

धनुर्+आसन = धनुरासन

第七章　后弯体式

体式 62

शलभासन
Śalabhāsana
蝗虫式

梵文释义

श्+अ+ल्+अ+भ्+अ = शलभ　蝗虫

शलभ+आसन = शलभासन

体式 63

उष्ट्रासन
Uṣṭrāsana

骆驼式

梵文释义

उ+ष्+ट्+र्+अ = उष्ट्र　骆驼

उष्ट्र+आसन = उष्ट्रासन

扫码获取
✔ 标准发音
✔ 跟读练习
✔ 学习方法

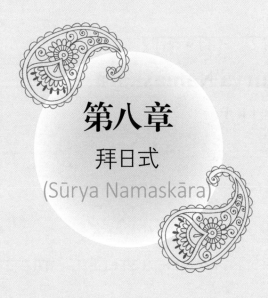

第八章

拜日式

(Sūrya Namaskāra)

第十三部分

体式 64

सूर्य नमस्कार
Sūrya Namaskāra

拜日式

梵文释义

....

स्+ऊ+र्+य्+अ = सूर्य　太阳

न्+अ+म्+अ+स्+क्+आ+र्+अ = नमस्कार　　祈祷

सूर्य+नमस्कार = सूर्य नमस्कार

扫码获取

✔ 标准发音
✔ 跟读练习
✔ 学习方法

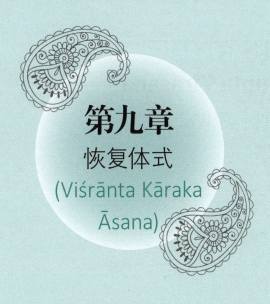

第九章

恢复体式
(Viśrānta Kāraka
Āsana)

第十四部分

体式 65

सुप्त वीरासन
Supta Vīrāsana

仰卧英雄式

梵文释义

....

स्+उ+प्+त्+अ = सुप्त   躺下

व्+ई+र्+अ = वीर   英雄

सुप्त+वीर+आसन = सुप्त वीरासन

第九章　恢复体式

体式 66

सुप्त बद्ध कोणासन
Supta Baddha Koṇāsana

仰卧束角式

梵文释义

स्+उ+प्+त्+अ = सुप्त　躺下

ब्+अ+द्+ध्+अ = बद्ध　联合，限制，被约束

क्+ओ+ण्+अ = कोण　角，角度

सुप्त+बद्ध+कोण+आसन = सुप्त बद्ध कोणासन

第九章　恢复体式

体式 67

सालम्ब पूर्वोत्तानासन
Sālamba Pūrvottānāsana
有支撑的东方强烈式

梵文释义

स्+आ+ल्+अ+म्+ब्+अ = सालम्ब　有支撑的

प्+ऊ+र्+व्+अ = पूर्व　前面

उ+त्+त्+आ+न्+अ = उत्तान　伸展的，拉伸的

पूर्व+उत्तान = पूर्वोत्तान　向后伸展

सालम्ब+पूर्वोत्तान+आसन = सालम्ब पूर्वोत्तानासन

年　月　日　星期　天气

151

第九章　恢复体式

体式 68

सालम्ब सर्वाङ्गासन on chair[1]
Sālamba Sarvāṅgāsana on chair

椅子上的所有肢体式 (椅子上的支撑肩倒立)

梵文释义

स्+आ+ल्+अ+म्+ब्+अ = सालम्ब　有支撑的

स्+अ+र्+व्+अ = सर्व　全部，所有

अ+ङ्+ग्+अ = अङ्ग　肢体

सर्व+अङ्ग = सर्वाङ्ग　所有肢体

सालम्ब+सर्वाङ्ग+आसन = सालम्ब सर्वाङ्गासन

1　所有肢体式原本不需要使用椅子，椅子上的所有肢体式是 B.K.S. 艾扬格使用椅子作为瑜伽辅具后才出现的变体，因此在提到此体式时，通常将梵语与英语组合使用

第九章　恢复体式

体式 69

सेतुबन्ध सर्वाङ्गासन
Setubandha Sarvāṅgāsana

154

桥形所有肢体式（桥式肩倒立式）

梵文释义

स+ए+त्+उ = सेतु　大坝，桥

ब्+अ+न्+ध्+अ = बन्ध　捆绑，限制

सेतु+बन्ध = सेतुबन्ध　构造一座桥

स्+अ+र्+व्+अ = सर्व　全部，所有

अ+ङ्+ग्+अ = अङ्ग　肢体

सर्व+अङ्ग = सर्वाङ्ग　所有肢体

सेतुबन्ध+सर्वाङ्ग+आसन = सेतुबन्ध सर्वाङ्गासन

第九章　恢复体式

体式 70

विपरीत करणि
Viparīta Karaṇi

倒箭式

梵文释义

व्+इ+प्+अ+र्+ई+त्+अ = विपरीत   倒过来，倒置

क्+अ+र्+अ+ण्+इ = करणि   做

विपरीत+करणि = विपरीत करणि

体式 71

शवासन
Śavāsana
挺尸式

梵文释义

श्+अ+व्+अ = शव 尸体

शव+आसन = शवासन

年　月　日　星期　天气

159

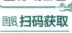

扫码获取

✔ 标准发音
✔ 跟读练习
✔ 学习方法

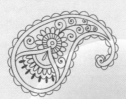

附录：梵语书写要点

梵语字母的字形很优美，欣赏它便可令人心生喜悦，更何况亲手一笔一画书写它呢？梵语书写有相应的规则，字母书写请见《瑜伽梵语轻松学——认识字母》一书，下面将介绍梵语词汇的书写规则。

辅音

当辅音本身不带元音时，如 क（k），它几乎无法发音，一般称为纯辅音或半辅音。它只有结合元音才能方便发音。因此，我们便常看到的 क（ka）等字母。

两个或两个以上辅音连写，第一个辅音变化

在词语中，两个或两个以上辅音连写时，左边几乎所有的辅音都要去掉竖画"।"和下面的斜杠"＼"构成半辅音，但它们的发音不变。具体的变化请见下图。

क् = क्	ठ् = ठ्	ब् = ब्
ख् = ख्	ड् = ड्	भ् = भ्
ग् = ग्	ढ् = ढ्	म् = म्
घ् = घ्	ण् = ण्	य् = य्
ङ् = ङ्	त् = त्	र् = र्
च् = च्	थ् = थ्	ल् = ल्
छ् = छ्	द् = द्	व् = व्
ज् = ज्	ध् = ध्	श् = श्
झ् = झ्	न् = न्	ष् = ष्
ञ् = ञ्	प् = प्	स् = स्
ट् = ट्	फ् = फ्	ह् = ह्

▍辅音+元音

当辅音时字母与元音字母连写时，元音字母的形状则完全变了。下面以辅音以 क 为例。

क्+अ = क (ka)

क्+आ = का (kā)

क्+इ = कि (ki)

क्+ई = की (kī)

क्+उ = कु (ku)

क्+ऊ = कू (kū)

क्+ऋ = कृ (kṛ)

क्+ॠ = कॄ (kṝ)

क्+ऌ = कॢ (kḷ)

क्+ए = के (ke)

क्+ऐ = कै (kai)

क्+ओ = को (ko)

क्+औ = कौ (kau)

当字母带有anusvāra（ · ）和   visarga（ ∶ ）时， 结构如

下：

क्+अं = कं (kaṁ)

क्+अ∶ = कः (kaḥ)

复合辅音

两个或两个以上辅音合并在一起时，称为复合辅音。为了方便发音，我们给第二个辅音加上了अ，如：

क्+क=क्क (kka)

क्+त=क्त (kta)

उ+त्+थि+त=उत्थित (utthita, 站立)

■ र् 的书写

（1）र्+辅音，र्→ ◌॔ 。如र्+ण = र्ण (कर्ण, karṇa，耳朵)

（2）半辅音+र, र्→ / 。如प्+र = प्र (प्राण，生命之气)

（3）当某些辅音+र时，र=人，写在辅音的下方。如ट्+र =
ट्र (उष्ट्रासन，uṣṭāsana，骆驼式)。

■ 更多复合辅音书写

下面举几个特殊的书写例子，如：

ष्+ट = ष्ट (अष्ट，aṣṭa 八)

ङ्+ग =ङ्ग (अङ्ग，aṅga肢，支)

स + त्+ य = सत्य (satya真实)

ध +र्+म = धर्म (dharma 法)

■ 特殊书写

क्+ष = क्ष (वृक्ष，vṛkṣa，树)

ज्+ञ = ज्ञ (ज्ञान，jñāna，知识)

त्+र = त्र (अत्र，atra，这里)

更多连写方式请参考具体体式名称下的书写方式，只有多读、多看、多练，才能熟练掌握梵语的书写方法。